70 Ricette Efficaci Per Prevenire E Risolvere I Tuoi Problemi Di Sovrappeso:

Brucia Calorie Velocemente Utilizzando Una Dieta Corretta E Un'alimentazione Intelligente

Di

Joe Correa CSN

COPYRIGHT

Questa pubblicazione è stata ideata per fornire informazioni autorevoli ed accurate sull'argomento al quale è dedicata. E' messa in vendita con la piena consapevolezza che né l'autore, né l'editore intendono offrire consulenze di tipo medico. Se necessitate di consulenza sanitaria, consultate il vostro medico. Questo libro deve essere considerato come una guida e non deve essere usato in modo da recare danno, in qualsiasi modo, alla vostra salute. Consultate un medico prima di iniziare questo piano nutrizionale ed accertatevi che sia giusto per voi.

RINGRAZIAMENTI

Questo libro è dedicato a tutti i miei amici e famigliari che hanno avuto problemi di salute, sia leggeri che gravi, affinché possano trovare i rimedi giusti ed effettuare i necessari cambiamenti nella propria vita.

70 Ricette Efficaci Per Prevenire E Risolvere I Tuoi Problemi Di Sovrappeso:

Brucia Calorie Velocemente Utilizzando Una Dieta Corretta E Un'alimentazione Intelligente

Di

Joe Correa CSN

INDICE

SULL'AUTORE

Dopo anni di ricerca, sono sinceramente convinto degli effetti positivi che una corretta alimentazione può avere sul corpo e sulla mente. La mia formazione e la mia esperienza mi hanno aiutato a vivere in maniera più sana nel corso degli anni, e quello che ho imparato l'ho condiviso con la mia famiglia e con gli amici. Quanto più sarete informati sui benefici dell'alimentarsi e del bere in maniera sana, tanto più sarete invogliati a cambiare la vostra vita e le vostre abitudini alimentari.

L'alimentazione è una parte fondamentale per raggiungere l'obiettivo di una vita sana e longeva, perciò iniziate da subito. Il primo passo è il più importante ed il più significativo.

INTRODUZIONE

70 Ricette Efficaci Per Prevenire E Risolvere I Tuoi Problemi Di Sovrappeso: Brucia Calorie Velocemente Utilizzando Una Dieta Corretta E Un'alimentazione Intelligente

Di Joe Correa CSN

Queste ricette sono il risultato della mia battaglia personale per il controllo del mio peso e non c'è nulla al mondo che mi renderebbe più felice di sapere che queste ricette possono essere d'aiuto ad altre persone. Godete dei piaceri del cibo ogni giorno e constatate i cambiamenti nel vostro corpo!

L'essere sovrappeso è un problema di salute serio che spesso porta a varie malattie croniche, in particolar modo malattie del cuore, delle arterie e diabete. Nonostante il fatto innegabile che i vantaggi di una vita sana non sono mai stati diffusi prima in maniera così importante, gli esperti sostengono che entro il 2025 più del 50% della popolazione degli Stati Uniti avrà problemi di obesità. Nella mia esperienza, la cosa più difficile è quella di riuscire a crearsi un giusto stato mentale e di saper mantenere la capacità di controllare il proprio peso.

Avere a che fare con il peso eccessivo può essere stressante mentalmente e fisicamente, in particolar modo perché il tempo necessario per perdere peso è lungo. Le diete estreme non sono necessarie, bisogna mangiare ciò di cui il vostro corpo ha bisogno e non quello che si desidera mangiare. E' questo il punto che induce molta gente a rinunciare, ma il segreto consiste nel mangiare cibi deliziosi e sani e non cibi insipidi.

Un giorno ho deciso di sperimentare qualcosa di nuovo ed ho iniziato a mangiare in modo diverso. Gradualmente, ho ridotto le porzioni ed ho cercato di mangiare nel modo più sano possibile ma senza esagerazioni. Ed ha funzionato! Il mio corpo ha cominciato a cambiare senza il terribile effetto yo-yo. Ero felicissimo dei risultati ottenuti. Per essere onesti, i cambiamenti non furono veloci, ma stavo cambiando. Mi sentivo più forte e più sano ogni giorno di più e questo mi dava la motivazione per mangiare in modo ancora più sano. Per mesi ho effettuato ricerche e sperimentato diverse ricette che potessero rendere la mia dieta maggiormente godibile, oltre che sana! Adoro mangiare e non me ne vergogno. Ho capito che un cibo sano può essere molto più gustoso dei cibi trattati industrialmente, che spesso mangiamo dopo una lunga giornata di lavoro. Se anche voi come me state combattendo contro i problemi dell'alimentazione, sono molto felice di dirvi che la soluzione esiste e che è estremamente positiva per il gusto, che lo crediate o no! Non dovete abbandonare i piaceri che il cibo porta nella nostra vita solo per per perdere un po' di peso! Al contrario, il cibo diventerà il vostro alleato nello sconfiggere il sovrappeso di cui vi volete liberare una volta per tutte!

70 RICETTE EFFICACI PER PREVENIRE E RISOLVERE I TUOI PROBLEMI DI SOVRAPPESO: BRUCIA CALORIE VELOCEMENTE UTILIZZANDO UNA DIETA CORRETTA E UN'ALIMENTAZIONE INTELLIGENTE

1.   Insalata Greca

Ingredienti:

2 grossi pomodori tritati,

1 grande cetriolo a fette

1 piccola cipolla tritata

1 tazza di formaggio feta, sbriciolato

¼ di tazza di olive verdi, snocciolate e dimezzate

2 cucchiai di olio extravergine d'oliva

2 cucchiai di aceto balsamico

3 cucchiai di succo di limone, appena spremuto

½ cucchiaino di sale

Un pizzico di pepe nero macinato

½ cucchiaino di origano secco

Preparazione:

In una terrina unire l'olio d'oliva, l'aceto, il succo di limone, il sale, il pepe, l'origano e le olive. Mescolare bene e mettere da parte affinché i sapori si amalgamino.

In una grande ciotola, unire il formaggio, i pomodori, i cetrioli, e le cipolle. Condire con il composto preparato in precedenza e mescolare il tutto. Mettete in frigorifero per 20 minuti prima di servire. Buon appetito!

Valori nutrizionali per porzione: calorie: 163, proteine: 5,6 g, carboidrati: 8,2g, grassi: 12,6g

2. Frullato di lamponi e avocado

Ingredienti:

1 avocado maturo, snocciolato, pelato e tritato

½ tazza di lamponi surgelati

¼ di tazza di mirtilli surgelati

1 cucchiaio di succo di limone appena spremuto

1 cucchiaio di miele

1 tazza e mezza di acqua

Preparazione:

Unire tutti gli ingredienti in un frullatore e frullate fino ad ottenere un composto liscio. Trasferire il composto in un contenitore in vetro e conservare in frigorifero per almeno 1 ora prima di servire. Gustoso!

Valori nutrizionali per porzione: calorie: 157, proteine: 1,3g, carboidrati: 18,2g, grassi: 9,9g

3.   Insalata di fragole con spinaci

Ingredienti:

1 tazza di fragole fresche tritate

3 piccoli kiwi, pelati e tritati

1 tazza di spinaci freschi tritati finemente

½ tazza di mandorle, tritate in pezzi grossi

1 cucchiaio di aceto di lamponi

4 cucchiai di olio vegetale

1 cucchiaio di miele

1 cucchiaio di succo di limone

Preparazione:

Unire il succo di limone, il miele, l'olio e l'aceto in una piccola ciotola. Mescolare e mettere da parte.

Nel frattempo mettete le fragole, i kiwi, gli spinaci e le mandorle in una grande ciotola. Mescolare ed unire il condimento preparato, mescolare ancora e servire subito.

Valori nutrizionali a porzione: calorie: 339, proteine: 4,9g, carboidrati: 24,5g, grassi: 26,7g

4.   Stufato di manzo con melanzane

Ingredienti:

Circa 280gr di collo di manzo tagliato a bocconcini

1 melanzana grande, affettata

2 tazze di pomodori rosolati al fuoco

½ tazza di piselli freschi

1 tazza di brodo di manzo

4 cucchiai di olio d'oliva

2 cucchiai di concentrato di pomodoro, senza zucchero

1 cucchiaio di pepe di Cayenna macinato

½ cucchiaino di peperoncino macinato

½ cucchiaino di sale

Preparazione:

Ungere con olio d'oliva il fondo di una pentola dal fondo spesso. Aggiungere tutti gli ingredienti con circa 1 tazza o 1 tazza e mezza di acqua, cuocere per 2 ore a fuoco medio-basso, o fino a quando la carne è morbida.

Valori nutrizionali per porzione: calorie: 195, proteine: 15,3g, carboidrati: 9,6g, grassi: 11,1g

5. Colazione con cocco e quinoa

Ingredienti:

1 tazza di quinoa bianca precotta

1 tazza di latte di cocco non dolcificato

¼ di tazza di uvetta

1 cucchiaio di miele

1 cucchiaio di semi di lino

Preparazione:

Mettere la quinoa in una pentola profonda. Versare 2 tazze di acqua e portare ad ebollizione. Ridurre il fuoco al minimo e aggiungere il latte di cocco e i semi di lino. Mescolare bene e cuocere per 15 minuti. Togliere dal fuoco e mettere da parte a raffreddare completamente.

Incorporare l'uvetta e il miele. Servire subito.

Valori nutrizionali per porzione: calorie: 462, proteine: 10,6 g, carboidrati: 56,8g, grassi: 23,3g

6.   Ali di pollo al pepe verde

Ingredienti:

Circa 500gr di petti di pollo in pezzi

2 patate grandi, sbucciate e tritate finemente

5 grandi peperoni verdi, tritati finemente

2 piccole carote affettate

2 tazze e mezza di brodo di pollo

1 grosso pomodoro, tagliato a grandi fette

¼ di tazza di prezzemolo fresco tritato

3 cucchiai di olio extravergine d'oliva

1 cucchiaio di pepe di Cayenna

1 cucchiaino di peperoncino macinato al momento

1 cucchiaino di sale

Preparazione:

riscaldare l'olio in una grande casseruola a fuoco medio alto. Mettere tutte le verdure sul fondo e disporvi sopra le ali di pollo. Aggiungere il brodo di pollo, il pepe di Cayenna, il sale e il prezzemolo fresco. Portare ad ebollizione e poi abbassate il fuoco al minimo. Coprire con un coperchio e cuocere per 1 ora, mescolando continuamente.

Servire caldo.

Valori nutrizionali per porzione: calorie: 325, proteine: 11,5g, carboidrati: 44,5g, grassi: 12,8g

7.   Facile ricetta con aragosta

Ingredienti:

1 aragosta di medie dimensioni (circa 1kg)

¼ di tazza di olio extravergine di oliva

1 cucchiaio di pepe di Cayenna macinato

½ cucchiaino di sale marino

¼ cucchiaino di pepe nero macinato

Preparazione:

Preriscaldare il forno a 180 gradi.

Con un coltello affilato, tagliare il lato superiore dell'aragosta nel senso della lunghezza.

Unire l'olio d'oliva con il sale marino, il pepe di Cayenna e il pepe nero macinato. Posizionare l'aragosta su una teglia e togliere la crosta. Condire con il preparato di olio, sale e pepe.

Cuocere per circa 10 minuti, fino a quando il colore diventa leggermente dorato. Servire caldo.

Valori nutrizionali per porzione: calorie: 111, proteine: 20,6g, carboidrati: 0,4 g, grassi: 6,5g

8.   Petti di pollo all'aglio

Ingredienti:

1 petto di pollo tagliato a metà, senza pelle e disossato

½ bicchiere di olio extravergine di oliva

3 spicchi d'aglio schiacciati,

½ tazza di prezzemolo fresco tritato

1 cucchiaio di succo di limone

½ cucchiaino di sale

Preparazione:

Unire l'olio di oliva agli spicchi d'aglio schiacciati e al prezzemolo tritato finemente, aggiungere il succo di limone e un po' di sale (circa ¼ cucchiaino sarà sufficiente). Lavare ed asciugare la carne e tagliarla a fette spesse circa 3cm.

Con un pennello da cucina, stendere la miscela a base di olio di oliva sopra la carne. Lasciare riposare per circa 15 minuti.

Scaldare la padella per griglia a fuoco medio alto. Aggiungere circa 2 cucchiai di marinata. Mettere la carne in padella e grigliare su entrambi i lati, fino a che la carne prende colore.

Togliere dalla padella e servire con verdure fresche a vostra scelta.

Valori nutrizionali per porzione: calorie: 146, proteine: 33,2g, carboidrati: 0,6 g, grassi: 6,9 g

9.   Frullato di cocco e burro di arachidi

Ingredienti:

1 tazza di latte di cocco non dolcificato

1 cucchiaio di burro di arachidi senza zucchero

1 cucchiaio di miele grezzo

¼ di cucchiaino di sale

Preparazione:

Unire tutti gli ingredienti in un frullatore e frullare fino ad ottenere un composto piacevolmente liscio. Trasferire il composto in contenitori di vetro e mettere in frigo per 30 minuti prima di consumare. Se lo gradite potete guarnire con menta o noci tritate finemente, a vostro piacimento.

Valori nutrizionali per porzione: calorie: proteine: 33,2g, carboidrati: 0,6 g, grassi: 6,9 g

10. Dolmades greci

Ingredienti:

40 foglie di vite, fresche o in vasetto

1 tazza di riso integrale

½ bicchiere di olio d'oliva

3 spicchi d'aglio schiacciati,

¼ di tazza di succo di limone, appena spremuto

2 cucchiai di menta fresca

½ cucchiaino di sale

Preparazione:

Lavare bene le foglie una alla volta. Disporle su una superficie da lavoro pulita. Ungere di olio il fondo di una pentola profonda e disporre uno strato con le foglie di vite. Mettere da parte.

In una ciotola di medie dimensioni, unire il riso con 3 cucchiai di olio d'oliva, l'aglio, la menta, il sale e il pepe. Disporre le foglie una alla volta su un piano da lavoro e aggiungere un cucchiaino di ripieno all'estremità inferiore. Piegare la foglia sopra il ripieno verso il centro. Portare i due lati verso il centro e arrotolare bene. trasferire delicatamente in un piatto.

Aggiungere il restante olio d'oliva, 2 tazze di acqua e il succo di limone. Coprire e cuocere per circa 30 minuti, a fuoco medio alto.

Togliere dalla pentola e far raffreddare in frigorifero per tutta la notte.

Valori nutrizionali per porzione: calorie: 313, proteine: 2,9g, carboidrati: 30,4, grassi: 20,5g

11.   Kebab ai funghi

Ingredienti:

Mezzo chilo di vitello magro tagliato a bocconcini

Mezzo chilo di petti di pollo disossati, senza pelle, e tagliati a pezzettini

Circa 3 etti mezzo di funghi porcini tagliati a fettine

3 grandi carote tagliate a fette

2 cucchiai di burro ammorbidito

1 cucchiaio di olio d'oliva

1 cucchiaio di pepe di Cayenna

1 cucchiaino di sale

½ cucchiaino di pepe nero, macinato fresco

Un mucchietto di foglie di sedano fresco tritate finemente

Circa 100gr di sedano, tritato

Preparazione:

Ungere il fondo di una pentola profonda con olio di oliva. Aggiungere i tranci di vitello, le carote a fette, il sale, il pepe di cayenna e il sedano. Mescolare bene ed aggiungere 2 tazze d'acqua, coprire con un coperchio.

Cuocere per circa 45 minuti, o fino a quando la carne arriva a metà cottura.

Scoprire e aggiungere il petto di pollo, il burro, e poco più di una tazza d'acqua. Continuare a cuocere a fuoco lento per altri 45 minuti, o fino a quando la carne è completamente cotta e tenera.

Infine, aggiungere i funghi ed il sedano. Personalmente non amo i funghi troppo cotti, quindi altri 5 minuti potranno bastare.

Servire caldo.

Valori nutrizionali per porzione: calorie: 373, proteine: 37,6g, carboidrati: 11,3g, grassi: 20,2g

12.   Insalata con parmigiano

Ingredienti:

1 tazza di parmigiano grattugiato

2 tazze di lattuga iceberg tritata

1 piccolo cetriolo tritato

½ tazza di pomodorini tagliati a metà

1 grande peperone tritato

3 cucchiai di olio extravergine d'oliva

½ cucchiaino di sale da cucina

2 cucchiai di prezzemolo fresco tritato

¼ cucchiaino di pepe nero macinato

Preparazione:

Unire l'olio, il prezzemolo, il sale ed il pepe in una terrina. Mescolare bene e mettere da parte.

Nel frattempo, unire lattuga, cetrioli, e pomodori in una grande ciotola. Ricoprire con il parmigiano e condire con la salsa preparata in precedenza. Mescolare bene e servire.

Valori nutrizionali per porzione: calorie: 200, proteine: 9,2 g, carboidrati: 7,8g, grassi: 16,1g

13.   Stufato di melanzane

Ingredienti:

4 melanzane di media grandezza tagliate in due

3 grossi pomodori tritati finemente

2 peperoni rossi tritati finemente e senza grani

¼ di tazza di concentrato di pomodoro

1 mazzetto di prezzemolo fresco tritato finemente

100gr di mandorle tostate, tritate finemente

2 cucchiai di capperi sotto sale, sciacquati e scolati

¼ di tazza di olio extravergine di oliva

1 cucchiaino di sale da cucina

Preparazione:

Ungere il fondo di una pentola profonda con due cucchiai di olio extravergine di oliva. Disporre il primo strato di melanzane facendole adattare delicatamente al fondo della padella.

Poi disporre il secondo strato con i pomodori tritati finemente ed i peperoni rossi. Stendere la passata di pomodoro uniformemente sopra le verdure, cospargere con le mandorle finemente tritate ed i capperi sotto sale. Aggiungere il restante olio d'oliva, il sale ed il pepe. Versare circa 1 tazza e mezza di acqua e coprire con un coperchio. Fate cuocere per circa 2 ore a temperatura media.

Valori nutrizionali per porzione: calorie: 259, proteine: 7,5 g, carboidrati: 30,1g, grassi: 15,1g

14.   Porridge al pistacchio

Ingredienti:

1 tazza di farina d'avena

1 tazza di acqua

2 cucchiai di pistacchi non salati

1 cucchiaino di miele liquido

1 tazza di yogurt greco

Preparazione:

In una pentola media, unire quinoa e acqua. Portare ad ebollizione poi abbassate il fuoco al minimo e far cuocere per altri 15 minuti. Togliere dal fuoco e lasciate raffreddare per un po'. Aggiungere i pistacchi ed il miele e mescolare bene. Coprire con yogurt greco e servire.

Valori nutrizionali per porzione: calorie: 169, proteine: 10,1g, carboidrati: 23,5g, grassi: 4,2g

15. Insalata di asparagi asiatica

Ingredienti:

Circa 450gr di asparagi selvatici tagliati

1 tazza di cipollotti tritati

1 tazza di cavolo rosso tritato

1 cucchiaio di aceto di vino bianco

1 cucchiaio di olio di colza

½ cucchiaino di zenzero fresco grattugiato

1 cucchiaino di peperoncino macinato

½ cucchiaino di sale

¼ cucchiaino di pepe nero macinato

Preparazione:

Mettere gli asparagi in una pentola di acqua bollente. Fate cuocere per circa 3-5 minuti, o fino a quando si ammorbidiscono. Togliere dal fuoco ed immergere in acqua fredda per un po'.

Nel frattempo, in una terrina, unire l'olio di colza, lo zenzero, l'aceto, il peperoncino, il sale ed il pepe.

Colare bene gli asparagi e porli in una grande ciotola, aggiungere le cipolline ed il cavolo rosso. Condire con il condimento preparato e mescolare bene il tutto. Servire subito.

Valori nutrizionali per porzione: calorie: 91, proteine: 4,3g, carboidrati: 10,2g, grassi: 5,0 g

16.   Frullato verde al cocco

Ingredienti:

1 tazza di latte di cocco

½ tazza di more surgelate

1 tazza di spinaci freschi tritati

¼ tazza di cacao grezzo

2 cucchiai di miele

Preparazione:

Unire tutti gli ingredienti in un frullatore e frullare fino ad ottenere un impasto ben liscio. Trasferire il composto in un contenitore di vetro ed aggiungere paio di cubetti di ghiaccio, oppure tenere in frigo per 30 minuti prima di servire.

Valori nutrizionali per porzione: calorie: 383, proteine: 5,7 g, carboidrati: 33,8g, grassi: 30,3g

17.   Pilaki Barbunya

Ingredienti:

2 tazze di fagioli borlotti (io li uso freschi ma vanno bene anche quelli secchi)

2 cipolle medie, sbucciate e tritate finemente

3 carote grandi, pulite e tritate

3 grossi pomodori, pelati e tritati finemente

3 cucchiai di olio extravergine d'oliva

Una manciata di prezzemolo fresco

2 tazze di acqua

Preparazione:

Mettere a bagno i fagioli per una notte. Risciacquare e mettere da parte.

Riscaldare 1 cucchiaio di olio in una grande casseruola a fuoco medio alto. aggiungere le cipolle, e saltare in padella per 5 minuti, o fino a che sono dorate. Aggiungere l'olio rimanente e tutti gli altri ingredienti. Portare ad ebollizione e poi abbassate il fuoco al minimo. Coprire con un coperchio e aggiungere acqua per regolare la densità durante la cottura, se necessario.

Fate cuocere per circa 2 ore, o fino a quando è cotto. Servire caldo.

Valori nutrizionali per porzione: calorie: 329, proteine: 16,5g, carboidrati: 50,9g, grassi: 8,7 g

18.   Sgombri con verdure

Ingredienti:

4 sgombri di medie dimensioni, con la pelle

450gr di spinaci freschi tritati

5 grosse patate, sbucciate ed affettate

4 cucchiai di olio d'oliva

3 spicchi d'aglio schiacciati,

1 cucchiaino di rosmarino essiccato, tritato finemente

2 foglie giovani di menta fresca, tritate

1 succo di limone

1 cucchiaino di sale da cucina

Preparazione:

Mettere le patate in una pentola di acqua bollente. Cospargere con un po' di sale e cuocere per 5 minuti. Togliere dal fuoco e colare. Mettere da parte.

Soffriggere 2 cucchiai di olio in una pentola profonda a fuoco medio alto. Aggiungere gli spinaci e cuocere per 2 minuti. Poi, disporre uno strato di patate e coprire con il pesce. Versare l'olio rimasto e cospargere con un po' di sale, la menta, il rosmarino, il sale e l'aglio. Aggiungere 1 tazza di acqua, o di più se necessario, per coprire tutti gli ingredienti. Coprire con un coperchio e cuocere per 1 ora a bassa temperatura.

Valori nutrizionali per porzione: calorie: 244, proteine: 14g, carboidrati: 19,2g, grassi: 12,4g

19.   Cosce di pollo con patate

Ingredienti:

4 cosce di pollo disossate

3 patate grandi tagliate in spicchi

1 cucchiaio di succo di limone appena spremuto

2 spicchi d'aglio schiacciati,

1 cucchiaino di zenzero macinato

1 cucchiaio di pepe di Cayenna

1 cucchiaino di menta fresca, tritata finemente

¼ di tazza di olio d'oliva

½ cucchiaino di sale

Preparazione:

In una piccola ciotola, unire l'olio d'oliva con il succo di limone, l'aglio schiacciato, lo zenzero, la menta, il pepe di cayenna e il sale. Spennellare ogni pezzo di pollo con questa miscela e trasferire in una pentola dal fondo spesso.

Aggiungere le patate, la marinata ed una tazza e mezza di acqua.

Coprire con un coperchio e impostare il fuoco al minimo. Cuocere per circa 1-2 ore, o fino a quando le patate sono morbide.

Togliere dalla pentola e versare nei piatti di portata. Servire caldo, se lo gradite potete accompagnare il piatto con alcuni cipollotti.

Valori nutrizionali per porzione: calorie: 524, proteine: 37,8g, carboidrati: 45,2g, grassi: 21,6g

20. Stufato di zucchine all'agro

Ingredienti:

4 zucchine medie, sbucciate ed affettate

1 melanzana grande, pelata e tritata

3 peperoni rossi medi

½ tazza di succo di pomodoro fresco

2 cucchiaini di condimento italiano

½ cucchiaino di sale

2 cucchiai di olio d'oliva

Preparazione:

Ungere con olio d'oliva il fondo di una profonda pentola. Aggiungere le zucchine a fette e le melanzane, i peperoni rossi ed il succo di pomodoro. Mescolare bene e condire con il condimento italiano ed il sale. Dare un'ultima mescolata e versare circa ½ tazza di acqua.

Coprire con un coperchio e cuocere per circa 1 ora a fuoco lento. Le zucchine dovranno essere tenere ma non troppo cotte.

Togliere dal fuoco e mettere da parte a raffreddare per un po'. Servire come insalata fredda, contorno o conservare in frigorifero

Valori nutrizionali per porzione: calorie: 132, proteine: 3,7g, carboidrati: 18.1g, grassi: 6,8 g

21. Porridge di quinoa agli agrumi

Ingredienti:

1 tazza di quinoa bianca

2 cucchiai di succo di limone, appena spremuto

¼ di cucchiaino di sale

1 cucchiaino di scorza di limone fresco grattugiato

2 tazze di brodo vegetale, non salato

1 cucchiaio di olio di cocco

Preparazione:

Unire la quinoa e l'acqua in una pentola di medie dimensioni. Portare ad ebollizione e poi abbassare il fuoco al minimo. Aggiungere il succo di limone e il burro. Cospargere con la scorza di limone ed un pizzico di sale. Coprire con un coperchio e cuocere per altri 15 minuti. Togliere dal fuoco e servire.

Valori nutrizionali per porzione: calorie: 132, proteine: 3,7g, carboidrati: 18,1g, grassi: 6,8 g

22. Moussaka di melanzane al formaggio

Ingredienti:

1 grande melanzana tagliata a fette

150gr di mozzarella

Circa 100gr di formaggio kaymak

2 pomodori medi tagliati a fette

¼ di tazza di olio extravergine di oliva

1 cucchiaino di sale

½ cucchiaino di pepe nero, macinato fresco

1 cucchiaino di origano secco

Preparazione:

Ungere il fondo di una pentola dal fondo spesso con 2 cucchiai di olio d'oliva. Affettare le melanzane e fare uno strato nel piatto. Ora, aggiungere una fetta di mozzarella e poi una fetta di pomodoro su ogni melanzana. Ricoprire con melanzane e formaggio kaymak. Continuare fino a quando non sono stati utilizzati tutti gli ingredienti.

Nel frattempo unire l'olio d'oliva rimanente con il sale, il pepe e l'origano secco. Versare il composto sopra la moussaka, aggiungere circa ½ tazza di acqua.

Coprire con un coperchio e far cuocere per circa 1 ora. Attenzione a non cuocere troppo per non fare perdere consistenza. Servire subito o far raffreddare una notte in frigorifero.

Valori nutrizionali per porzione: calorie: 250, proteine: 11,7g, carboidrati: 10,8g, grassi: 19,2g

23. Trancio di tonno marinato

Ingredienti:

¼ di tazza di prezzemolo fresco tritato

3 spicchi d'aglio, tritati

3 cucchiai di succo di limone, appena spremuto

½ bicchiere di olio d'oliva

4 tranci di tonno

½ cucchiaino di paprika affumicata

½ cucchiaino di cumino macinato

½ cucchiaino di peperoncino macinato

½ cucchiaino di sale dell'Himalaya

¼ cucchiaino di pepe nero macinato

Preparazione:

Mettere il prezzemolo, l'aglio, il peperoncino, il cumino, la paprika, il sale, il pepe e il succo di limone in un frullatore e frullare. Aggiungere gradualmente l'olio e mescolare gli ingredienti fino ad ottenere un impasto omogeneo.

Trasferire il composto in una ciotola, aggiungere il pesce e mescolare delicatamente per ricoprire il pesce in modo uniforme con la salsa. Raffreddare per almeno 2 ore per permettere ai sapori di penetrare bene nel pesce.

Togliere il pesce dal frigorifero e riscaldare la griglia. Spennellare la griglia con olio, disporre il pesce e grigliare per circa 3 o 4 minuti per ogni lato.

Togliere il pesce dalla griglia e trasferire su un piatto di portata, servire con spicchi di limone o alcune verdure

Valori nutrizionali per porzione: calorie: 410, proteine: 30,4g, carboidrati: 1,6 g, grassi: 31,7g

24. Frullato verde di ananas

Ingredienti:

¼ di tazza di ananas fresco tagliato a pezzetti

1 tazza di cetriolo, pelato e tritato

1 kiwi, pelato e tritato

1 cucchiaino di zenzero macinato

1 tazza di lattuga iceberg

1 cucchiaio di miele grezzo

2 tazze di acqua

Preparazione:

Unire tutti gli ingredienti in un frullatore e frullare fino ad ottenere un impasto ben liscio. Trasferire   il miscuglio in un contenitore di vetro e conservare in frigorifero per 1 ora prima di servire. Gustare!

Valori nutrizionali per porzione: calorie: 40, proteine: 0,6 g, carboidrati: 10,1g, grassi: 0,2 g

25. Torta salata di carne con yogurt

Ingredienti:

circa 900gr di carne magra macinata

5-6 spicchi d'aglio schiacciati,

1 cucchiaino di sale

½ cucchiaino di pepe nero, macinato fresco

1 pacchetto di pasta yufka (circa 450gr)

½ tazza di burro fuso

1 tazza di panna acida

3 tazze di yogurt liquido

Preparazione:

Preriscaldare il forno a 180 gradi.

In una grande ciotola, unire carne la macinata con gli spicchi d'aglio, il sale e il pepe. Mescolare bene fino ad incorporare completamente gli ingredienti.

Stendere un foglio di yufka su una superficie di lavoro e spennellare con burro fuso. Aggiungere la miscela di carne e arrotolare. Ripetere l'operazione fino a quando non sono stati utilizzati tutti gli ingredienti.

Inserire delicatamente i pezzi di torta in una teglia leggermente unta. Cospargere i pezzi di torta con il burro rimasto.

Mettere in forno e cuocere per circa 25-30 minuti. Togliere dal forno e lasciate raffreddare per un po'.

Nel frattempo, unire la panna acida con lo yogurt. Stendere il composto sulla torta e servire freddo.

Valori nutrizionali per porzione: calorie: 503, proteine: 47,4g, carboidrati: 2,6 g, grassi: 32,8g

26. Insalata fredda di cavolfiore

Ingredienti:

450gr di cime di cavolfiore

450gr di broccoli

4 spicchi d'aglio schiacciati,

¼ di tazza di olio extravergine di oliva

1 cucchiaino di sale

1 cucchiaio di rosmarino secco, schiacciato

Preparazione:

Lavare e colare le verdure. Tagliarle a pezzetti e metterle in una pentola profonda. Aggiungere l'olio d'oliva e 1 tazza di acqua. Condire con il sale, l'aglio schiacciato e il rosmarino secco.

Coprire con un coperchio e cuocere per 1 ora. Togliere dal fuoco e versare in un piatto di portata. Raffreddare bene prima di servire.

Valori nutrizionali per porzione: calorie: 182, proteine: 5,7 g, carboidrati: 15,1g, grassi: 13,2g

27. Polpette all'aglio

Ingredienti:

450gr di carne macinata magra

200gr di riso bianco

2 piccole cipolle, tritate finemente

2 spicchi d'aglio schiacciati,

1 uovo sbattuto

1 grossa patata pelata ed affettata

3 cucchiai di olio extravergine d'oliva

1 cucchiaino di sale

Preparazione:

In una grande ciotola, unire la carne macinata con il riso, le cipolle tritate, l'aglio schiacciato, un uovo sbattuto ed il sale. Formare il composto e suddividerlo in 15-20 polpette, secondo le dimensioni.

Ungere il fondo di una pentola profonda con olio di oliva. Disporre il primo strato con le patate a fette e coprire con le polpette. Aggiungere acqua sufficiente a coprire tutti gli ingredienti e portare ad ebollizione. Ridurre ora la fiamma al minimo e coprire con un coperchio. Far cuocere per 1 ora e poi togliere dal fuoco. Mettere da parte a raffreddare e servire, se lo gradite, con yogurt greco e verdure al vapore.

Valori nutrizionali per porzione: calorie: 468, proteine: 33,5g, carboidrati: 47,4g, grassi: 15,3g

28. Zuppa di ceci del Marocco

Ingredienti:

400gr di ceci immersi nell'acqua

2 carote grandi finemente tritate

2 piccole cipolle finemente tritate

2 grossi pomodori, pelati e finemente tritati

3 cucchiai di concentrato di pomodoro

Una manciata di prezzemolo fresco tritato

2 tazze di brodo vegetale

3 cucchiai di olio extravergine d'oliva

1 cucchiaino di sale

Preparazione:

Mettere a bagno i ceci per una notte. Lavare e colare. Mettere da parte.

Ungere il fondo di una pentola profonda con olio di oliva. Aggiungere i ceci sciacquati, le cipolle tritate, le carote ed i pomodori tagliati.

Versare il brodo vegetale ed aggiungere il sale. Mescolare il concentrato di pomodoro e aggiungere 1 tazza di acqua. Portare ad ebollizione e aggiungere più acqua per regolare la densità, se necessario. Coprire con un coperchio e cuocere per 2 ore a bassa temperatura.

Cospargere con prezzemolo fresco e servire.

Valori nutrizionali per porzione: calorie: 420, proteine: 18,9g, carboidrati: 58,6g, grassi: 14,3g

29.   Insalata di mango e avocado

Ingredienti:

1 tazza di avocado, pelato e tritato

1 tazza di mango, tritato

½ tazza di spinaci, tritati a pezzi grandi

1 cucchiaio di olio d'oliva

2 cucchiai di succo di limone, appena spremuto

¼ cucchiaino di peperoncino macinato

½ cucchiaino di sale da cucina

¼ cucchiaino di pepe nero macinato

Preparazione:

Unire gli spinaci e l'olio in una ciotola. Mescolare bene e mettere da parte.

In una ciotola, unire il mango, l'avocado, il peperoncino, il pepe ed il sale. Aggiungere poi questo composto nella ciotola con gli spinaci. Lasciare riposare per 30 minuti prima di servire, per permettere ai sapori di amalgamarsi.

Valori nutrizionali per porzione: calorie: 316, proteine: 3,2g, carboidrati: 32,1g, grassi: 22,1g

30.   Salmone selvaggio con spinaci

Ingredienti:

450gr di filetto di salmone selvaggio senza lische

450gr di spinaci freschi tagliati

4 cucchiai di olio d'oliva

2 spicchi d'aglio, tritati finemente

2 cucchiai di succo di limone

1 cucchiaio di rosmarino fresco tritato

1 cucchiaino di sale da cucina

¼ cucchiaino di pepe nero macinato

Preparazione:

Soffriggere l'olio d'oliva in una grande padella a fuoco alto. Posizionare i filetti di salmone e cospargere di rosmarino, sale e pepe nero. Cuocere per 5 minuti su ogni lato e togliere dal fuoco. Cospargere con il succo di limone e mettere da parte.

Nel frattempo, mettere gli spinaci in una pentola capiente. Aggiungere acqua sufficiente a coprire e portare ad ebollizione. Cuocere per circa 2 minuti, o fino a quando gli spinaci sono teneri. Colare in un colino. Trasferire gli spinaci in un piatto di portata. Ricoprire con i filetti di salmone e cospargere con un po' di olio di oliva prima di servire, se lo desiderate.

Valori nutrizionali per porzione: calorie: 432, proteine: 44,9g, carboidrati: 2,1 g, grassi: 28,3g

31.   Frullato di mandorle e spinaci

Ingredienti:

1 tazza di spinaci freschi finemente tritati

¼ di tazza di lamponi surgelati

¼ di tazza di mandorle, tritate a pezzi grandi

1 tazza di latte di mandorla

1 grande banana tagliata a fettine

1 cucchiaio di miele grezzo

Preparazione:

Unire tutti gli ingredienti in un frullatore e frullare fino ad ottenere un composto ben liscio. Trasferire in contenitori di vetro e conservare in frigorifero per 1 ora prima di servire.

Valori nutrizionali per porzione: calorie: 315, proteine: 4,5 g, carboidrati: 28,1g, grassi: 23,2 g

32. Peperoni ripieni

Ingredienti:

900gr di peperoni verdi

1 grossa cipolla, tritata finemente

450gr di carne macinata magra

¼ di tazza di riso bianco

½ tazza di pomodori rosolati al fuoco

1 pomodoro di medie dimensioni tagliato a fette

½ cucchiaino di sale

1 cucchiaino di pepe di Cayenna macinato

3 cucchiai di olio d'oliva

¼ cucchiaino di pepe nero.

Preparazione:

Tagliare il gambo di ogni peperone e togliere i semi. Risciacquare e mettere da parte.

In una ciotola di medie dimensioni, unire la carne con la cipolla tritata finemente, il riso, i pomodori, il sale ed il pepe di Cayenna. Mescolare bene per amalgamare.

Utilizzare circa 1-2 cucchiai di questa miscela e riempire ogni peperone, ma assicurarsi di lasciare almeno 1 cm e mezzo di spazio in ciascuno.

Ungere il fondo di una pentola dal fondo spesso con un po' di olio. Disporre il primo strato con le fette di pomodoro. sistemare delicatamente i peperoni e aggiungere due tazze di acqua. Opzionalmente, aggiungere una manciata di fagiolini. Portare ad ebollizione, poi abbassare il fuoco al minimo e coprire con un coperchio. Fate cuocere per circa 1 ora a fuoco lento. Cospargere con un po' di pepe prima di servire.

Valori nutrizionali per porzione: calorie: 410, proteine: 37,9g, carboidrati: 24,7g, grassi: 18,2g

33.   Kebab di vitello al burro

Ingredienti:

900gr di spalla di vitello disossata e tagliata a bocconcini

3 grossi pomodori, tritati a pezzi grandi

2 cucchiai di farina

3 cucchiai di burro

1 cucchiaio di pepe di Cayenna macinato

1 cucchiaino di sale

1 cucchiaio di prezzemolo tritato finemente

1 tazza di yogurt greco (può essere sostituito con panna acida)

1 pan pide (può essere sostituito con qualsiasi pane che si ha a portata di mano)

Preparazione:

Fate sciogliere 2 cucchiai di burro in una pentola profonda a fuoco medio alto. Fare uno strato con i tocchetti di vitello e versare acqua sufficiente a coprire. Aggiustare di sale e portare ad ebollizione. Ridurre ora il fuoco al minimo e fate bollire per 2 ore a fuoco lento, o fino a quando la carne risulta tenera.

Far sciogliere il burro rimanente in una padella piccola. Aggiungere il pepe di cayenna, la farina, e soffriggere per circa due minuti. Togliere dal fuoco.

Tritare il pan pide e disporlo su un piatto da portata. Mettere la carne ed il pomodoro sulla parte superiore. Condire con pepe di cayenna, ricoprire con yogurt greco e cospargere con il prezzemolo tritato.

Servire subito.

Valori nutrizionali per porzione: calorie: 437, proteine: 49,7g, carboidrati: 8,9g, grassi: 21,8g

34.   Stufato di pesce

Ingredienti:

900gr di pesce e di frutti di mare misti

¼ di tazza di olio extravergine di oliva

2 grosse cipolle, tritate finemente

2 grandi carote grattugiate,

Una manciata di prezzemolo fresco tritato

3 spicchi d'aglio schiacciati,

3 tazze di acqua (eventualmente 1 tazza e mezza di acqua ed un bicchiere e mezzo di vino bianco secco)

1 cucchiaino di sale da cucina

Preparazione:

Stendere circa 3 cucchiai di olio d'oliva sul fondo di una pentola dal fondo spesso. Aggiungere la cipolla tritata finemente e l'aglio schiacciato. Saltare in padella per circa 3-4 minuti, o fino a

quando si la cipolla è dorata. Aggiungere ora le carote e il prezzemolo. Mescolare bene e cuocere per altri 3-4 minuti.

Aggiungere il pesce, l'acqua e l'olio rimanente. Cospargere con un po' di sale e pepe e portare ad ebollizione. Ridurre il fuoco al minimo e coprire con un coperchio. Cuocere per 1 ora, o fino a quando il pesce si può facilmente rompere con una forchetta.

Se lo gradite potete cospargere con qualche goccia di succo di limone appena spremuto prima di servire.

Valori nutrizionali per porzione: calorie: 504, proteine: 37,2g, carboidrati: 8.1g, grassi: 35,5g

35.   Torta salata di spinaci

Ingredienti:

450gr di spinaci lavati e tagliati in piccoli pezzi

½ tazza di mascarpone

½ tazza di formaggio feta spezzettato

3 uova, sbattute

½ tazza di formaggio di capra

3 cucchiai di burro

½ tazza di latte

½ cucchiaino di sale

1 confezione (6 fogli) di pasta yufka

Olio per ungere

Preparazione:

Preriscaldare il forno a 200 gradi.

In una grande ciotola unire gli spinaci con le uova, il mascarpone, la feta ed il formaggio di capra. Aggiungere un po' di sale, senza esagerare perché il formaggio è già salato. Mettere da parte.

Spolverare una superficie pulita con la farina e stendere il foglio di pasta yufka. Con un mattarello, stendere la pasta fino a raggiungere la misura il vostro piatto di cottura. Ripetere l'operazione con i restanti cinque fogli.

Unire il latte e il burro in una piccola padella. Portare ad ebollizione e far sciogliere il burro completamente. Se necessario, aggiungere un pizzico di sale. Togliere dal fuoco.

Ungere la teglia con l'olio. Inserire due fogli di pasta Yufka e spennellare con la miscuglio a base di latte. Disporre il primo strato di composto con gli spinaci e ricoprirlo con altri due fogli di pasta Yufka. Anche in questo caso, spennellare con un po' di burro e la miscela di latte e ripetere l'operazione fino a quando non sono stati utilizzati tutti gli ingredienti.

Il burro ed il latte ammorbidiscono delicatamente la pasta yufka e questo è essenziale per ottenere una torta deliziosa.

Mettere in forno e cuocere per 25-30 minuti, o fino a che la torta risulta dorata e croccante. Servire calda, se lo desiderate anche con l'aggiunta di yogurt o panna acida.

Valori nutrizionali per porzione: calorie: 297, proteine: 16,6g, carboidrati: 6,6 g, grassi: 23,6g

36.   Carne al pepe

Ingredienti:

900gr di filetto di manzo o altro taglio di carne tenera

5 cipolle medie tritate finemente

3 cucchiai di concentrato di pomodoro

2 cucchiai di olio

1 cucchiaio di burro fuso

2 cucchiai di prezzemolo fresco tritato

½ cucchiaino di pepe nero, macinato fresco

1 cucchiaino di sale

Preparazione:

Riscaldare l'olio in una grande casseruola a fuoco medio alto. Aggiungere le cipolle e soffriggere per 2 minuti. Aggiungere la carne e cuocere per altri 5 minuti, mescolando ogni tanto.

Aggiungere tutti gli altri ingredienti e versare circa 2 tazze di acqua. Portare ad ebollizione, poi abbassate il fuoco al minimo. Coprire con un coperchio e cuocere per circa 25-30 minuti, o fino a quando la carne si ammorbidisce.

Una volta pronto, mantecare con burro fuso e servire caldo.

Valori nutrizionali per porzione: calorie: 382, proteine: 47,3g, carboidrati: 10,3g, grassi: 16,4g

37.   Verdure brasate

Ingredienti:

450gr di bietola a pezzi (tenere i gambi)

2 patate medie, sbucciate e tritate finemente

¼ di tazza di olio extravergine di oliva

1 cucchiaino di sale

Preparazione:

Mettere le patate in una grande pentola dal fondo spesso. Aggiungere acqua sufficiente a coprire e portare ad ebollizione. Cuocere, per circa 5 minuti. Aggiungere le bietole, l'olio d'oliva, e cospargere con un po' di sale. Aggiungere un altro bicchiere d'acqua e poi abbassate la fiamma al minimo. Coprire con un coperchio e far cuocere per 40 minuti, o fino a quando le verdure si ammorbidiscono.

Servire con pesce, carne o come piatto unico.

Valori nutrizionali per porzione: calorie: 204, proteine: 3,8g, carboidrati: 21,1g, grassi: 13,4g

38.   Torta di mele

Ingredienti:

900gr circa di mele dolci Zestar

¼ tazza di miele

¼ di tazza di pangrattato

2 cucchiaini di cannella macinata

3 cucchiai di succo di limone appena spremuto

1 cucchiaino di zucchero vanigliato

¼ di tazza di olio

1 uovo sbattuto

¼ di tazza di farina

2 cucchiai di semi di lino

Impasto per torta salata

Preparazione:

riscaldare il forno a 180 gradi.

In primo luogo, sbucciare le mele e tagliarle in pezzi di piccole dimensioni. Disporre le mele tagliate in una grande ciotola. Di solito io aggiungo il succo di limone.

Dona un bel sapore asprigno e impedisce che le mele si scuriscano prima della cottura.

Aggiungere poi il pangrattato, lo zucchero vanigliato, il miele e la cannella. È inoltre possibile aggiungere 1 cucchiaino di noce moscata nella miscela. Personalmente evito perché mi piace il sapore di cannella. Ma si può sperimentare un po'. Mescolare bene gli ingredienti e mettere da parte.

Su una superficie leggermente infarinata stendere l'impasto e formare 2 impasti a forma di cerchio. Ungere una teglia da forno con un po' di olio (o anche burro fuso) e deporvi uno degli impasti di forma circolare. Versare con un cucchiaio il composto di mele e coprire con l'impasto rimanente. Chiudere bene i bordi e spennellare con uovo sbattuto.

A me piace anche cospargere la torta di semi di lino. In questo modo si aggiungono alcuni grandi valori nutrizionali, ma si ottiene anche un gusto apprezzabile. L'aggiunta dei semi è comunque facoltativa. Cuocere per 20 minuti, quindi ridurre la temperatura a 170 gradi. Cuocere in forno per altri 45 minuti, o fino a che la torta risulta dorata e croccante.

Valori nutrizionali per porzione: calorie: 214, proteine: 2,8g, carboidrati: 27,4g, grassi: 11,2g

39.   Frappè di banana e vaniglia

Ingredienti:

1 tazza di latte di mandorla

1 grande banana, tritata

½ cucchiaino di estratto di vaniglia

1 cucchiaino di cacao grezzo

1 cucchiaio di miele grezzo

Preparazione:

Unire tutti gli ingredienti in un frullatore e frullare fino ad ottenere un composto ben liscio. Aggiungere acqua per regolare lo spessore, se necessario. Versare in contenitori di vetro e conservare in frigorifero. Se lo desiderate potete guarnire con panna montata, scaglie di cioccolato o di cacao prima di servire.

Valori nutrizionali per porzione: calorie: 373, proteine: 3,7g, carboidrati: 31,4g, grassi: 28,9g

40. Agnello arrosto

Ingredienti:

900gr di agnello

3 cucchiai di olio extra vergine d'oliva

2 cucchiaini di sale

Preparazione:

Ungere il fondo di una grande casseruola antiaderente con olio d'oliva.

Sciacquare e insaporire generosamente la carne con il sale, mettere in una casseruola. Coprire con un coperchio e cuocere per circa 20-25 minuti a bassa temperatura, o fino a quando la carne è tenera e si separa dalle ossa. Se lo gradite potete servire con cipolle fresche o altre verdure.

Valori nutrizionali per porzione: calorie: 437, proteine: 49,7g, carboidrati: 8,9g, grassi: 21,8g

41.   Omelette con asparagi

Ingredienti:

6 grandi uova sbattute

1 tazza di asparagi, tagliati e tritati

2 cucchiaini di olio d'oliva

2 spicchi d'aglio tritati

2 cucchiai di latte scremato

1 cucchiaio di erba cipollina tritata

1 cucchiaio di prezzemolo fresco tritato

1 cucchiaio di succo di limone appena spremuto

1 cucchiaino di sale

¼ cucchiaino di pepe nero macinato

Preparazione:

Unire in una terrina le uova, il latte, il prezzemolo, l'erba cipollina, il sale e il pepe. Sbattere bene con un mixer o a mano. Mettere da parte.

Riscaldare l'olio in una padella larga a fuoco medio alto. Aggiungere l'aglio e soffriggere per 2 minuti. Aggiungere gli asparagi e circa ½ tazza di acqua. Cuocere fino a che il composto si fa morbido ed il liquido quasi evapora. Versare il composto di uova e diffondere in modo uniforme. Far cuocere per circa 2-3 minuti per ogni lato. Togliere dal fuoco e ripiegare la frittata. Servire subito.

Valori nutrizionali per porzione: calorie: 188, proteine: 14,1g, carboidrati: 4,0g, grassi: 13,2g

42.   Polpette al rosmarino con yogurt

Ingredienti:

450gr di carne magra macinata

3 spicchi d'aglio schiacciati,

¼ di tazza di farina

1 cucchiaio di rosmarino fresco, tritato

1 uovo sbattuto

½ cucchiaino di sale

3 cucchiai di olio extra vergine di oliva

Per il contorno:

2 tazze di yogurt liquido

1 tazza di yogurt greco

2 cucchiai di prezzemolo fresco

1 spicchio d'aglio schiacciato

Preparazione:

In una grande ciotola unire la carne macinata con l' aglio schiacciato, il rosmarino, un uovo, e il sale. Usando un cucchiaio o le mani, mescolare bene ed amalgamare. Se volete potete aggiungere un po' di farina di mais, come faccio io per dare un po' di friabilità in più, ma non è obbligatorio.

Inumidire leggermente le mani e modellare le polpette dal diametro di circa 4 cm, trasferire in una pentola dal fondo spesso. Aggiungere lentamente circa ½ tazza di acqua.

Portare ad ebollizione, poi abbassate il fuoco al minimo. Coprire con un coperchio e cuocere per 10 minuti, o fino a che le polpette sono ben rosolate. Togliere dal fuoco e mettere da parte a raffreddare completamente.

Nel frattempo, unire lo yogurt liquido con lo yogurt greco, il prezzemolo e l'aglio schiacciato. Mescolare bene e versare sulle polpette. Buon appetito!

Valori nutrizionali per porzione: calorie: 477, proteine: 49,6g, carboidrati: 17,8g, grassi: 21,4g

43.   La zuppa del Sultano

Ingredienti:

100gr di carote tritate finemente

100gr di sedano tritato finemente

Una manciata di piselli, immersi in acqua

Una manciata di gombo fresco

2 cucchiai di burro

2 cucchiai di prezzemolo fresco tritato

tuorlo d'uovo 1

2 cucchiai di formaggio kaymak

¼ di tazza di succo di limone appena spremuto

1 foglia di alloro

1 cucchiaino di sale

½ cucchiaino di pepe nero macinato

4 tazze di brodo di carne, più una tazza di acqua

Preparazione:

Sciogliere il burro in una grande casseruola a fuoco medio alto. Aggiungere le carote, il sedano, il gombo, il prezzemolo ed i piselli. Mescolare bene e cuocere per 5 minuti, o fino a quando il tutto si ammorbidisce un po'.

Versare poi il brodo di manzo e l'acqua. Mescolare bene e cospargere di sale e pepe. Portare ad ebollizione e poi abbassate il fuoco al minimo. Aggiungere la foglia di alloro, il tuorlo d'uovo e il succo di limone. Far cuocere per circa 1 ora, o fino a quando le verdure si ammorbidiscono. Incorporare il formaggio e cuocere per altri 2 minuti.

Togliere dal fuoco e servire subito.

Valori nutrizionali per porzione: calorie: 161, proteine: 2,8g, carboidrati: 9,1 g, grassi: 13,4g

44.   Moussaka con patate

Ingredienti:

Circa 1kg di patate grandi, sbucciate e affettate

450gr di carne magra macinata

1 grossa cipolla, sbucciata e tritata finemente

1 cucchiaino di sale

½ cucchiaino di pepe nero macinato

½ tazza di latte

2 uova grandi, sbattute

Olio vegetale

Panna acida o yogurt greco, per guarnire

Preparazione:

Riscaldare il forno a 200 gradi.

Ungere il fondo di una grande teglia con un po' di olio vegetale. Fare uno strato con le patate e spennellarle con del latte. Stendere la carne macinata e fare un altro strato con le patate. Spennellare bene con il latte restante e aggiungere ½ tazza di acqua. Coprire con un foglio di alluminio e mettere in forno.

Cuocere in forno per 40 minuti, o fino a quando le patate sono dorate. Spargere poi le uova sbattute in modo uniforme e mettere di nuovo in forno per altri 10 minuti. Al termine guarnire con un po' di panna acida o yogurt greco e servire!

Valori nutrizionali per porzione: calorie: 458, proteine: 34,9g, carboidrati: 36,2g, grassi: 19,2g

45.   Pasta nera ai frutti di mare

Ingredienti:

450gr di frutti di mare freschi misti

¼ di tazza di olio extravergine di oliva

4 spicchi d'aglio schiacciati,

1 cucchiaio di prezzemolo fresco tritato

1 cucchiaino di rosmarino fresco tritato finemente

½ bicchiere di vino bianco

1 cucchiaino di sale

450gr di pasta al nero di seppia

Preparazione:

Riscaldare l'olio in una grande casseruola a fuoco medio alto. Aggiungere l'aglio e soffriggere fino a doratura. Aggiungere il mix di frutti di mare e cospargere di rosmarino, prezzemolo e sale. Mescolare bene il tutto e cuocere per 4-5 minuti.

Aggiungere poi il vino e circa ½ tazza di acqua. Portare ad ebollizione, poi abbassare il fuoco al minimo. Coprire con un coperchio e cuocere per 15-20 minuti. Togliere dal fuoco e mettere da parte.

Seguire le istruzioni sulla confezione per preparare la pasta. La pasta al nero di seppia di solito non richiede più di 5 minuti di cottura in una pentola di acqua bollente, quindi fate attenzione a non cuocerla troppo. Togliere dal fuoco e mantecare con il mix di frutti di mare. Servire!

Valori nutrizionali per porzione: calorie: 273, proteine: 26,1g, carboidrati: 3,8g, grassi: 14,6g

46.   Frullato di cannella e semi di lino

Ingredienti:

1 tazza di latte di mandorla, non zuccherato

1 cucchiaino di estratto di vaniglia

1 grande mela grattugiata

1 cucchiaio di miele grezzo

Preparazione:

Unire tutti gli ingredienti in un frullatore e frullare fino ad ottenere un composto ben liscio. Versare in contenitori di vetro e conservare in frigorifero 30 minuti prima di servire.

Valori nutrizionali per porzione: calorie: 372, proteine: 3,1g, carboidrati: 31,0g, grassi: 28,8g

47. Piselli bianchi speziati

Ingredienti:

450gr di piselli bianchi

1 grossa cipolla, tritata finemente

1 piccolo peperoncino tritato finemente

2 cucchiai di farina

2 cucchiai di burro

1 cucchiaio di pepe di Cayenna macinato

3 foglie di alloro essiccate

1 cucchiaino di sale

½ cucchiaino di pepe nero, macinato fresco

Preparazione:

Sciogliere il burro in una grande padella a fuoco medio alto. Aggiungere la cipolla tritata e soffriggere per 5 minuti, o fino a doratura.

Aggiungere i piselli, il peperoncino tritato, l'alloro, il sale ed il pepe. Mescolare delicatamente la farina ed il pepe di cayenna. Versare circa 3 tazze di acqua.

Portare ad ebollizione e poi abbassate il fuoco al minimo. Coprire con un coperchio e far cuocere per 45 minuti. Togliere dal fuoco e servire.

Valori nutrizionali per porzione: calorie: 177, proteine: 7,2g, carboidrati: 23,9g, grassi: 6,5g

48.   Cipolle ripiene

Ingredienti:

10 – 12 cipolle dolci di dimensioni, pelate

450gr di carne macinata magra

½ tazza di riso

3 cucchiai di olio d'oliva

1 cucchiaio di menta secca macinata

1 cucchiaino di pepe di Cayenna macinato

½ cucchiaino di cumino macinato

1 cucchiaino di sale

½ tazza di concentrato di pomodoro

½ tazza di pangrattato

Una manciata di prezzemolo fresco tritato

Preparazione:

Tagliare un piccolo pezzo della parte superiore di ogni cipolla e tagliare una piccola quantità dalla parte inferiore, questo farà stare in piedi le cipolle. Mettere le cipolle in un piatto per microonde e aggiungere circa 1 tazza di acqua. Coprire con un coperchio e mettere nel forno a microonde ad alta temperatura per 10-12 minuti o fino a quando le cipolle sono tenere. Rimuovere le cipolle dal piatto e lasciare un poco raffreddare. A questo punto rimuovere con attenzione gli strati interni delle cipolle con un coltello da cucina, lasciando un guscio di cipolla dello spessore di meno di un centimetro.

In una grande ciotola unire carne macinata con il riso, l'olio di oliva, la menta, il pepe di cayenna, il cumino, il sale ed il pangrattato. Utilizzare 1 cucchiaio del composto per riempire le cipolle.

Ungere il fondo di una profonda pentola con un filo d'olio e disporre le cipolle ripiene. Aggiungere circa 2 tazze di acqua e coprire con un coperchio. Fate cuocere per circa 45-50 minuti a bassa temperatura. Togliere dal fuoco.

Cospargere con prezzemolo tritato o rucola e servite con panna acida e pan pide.

Valori nutrizionali per porzione: calorie: 464, proteine: 34,3g, carboidrati: 48,4g, grassi: 15,2g

49.   Composta calda invernale

Ingredienti:

450gr di fichi freschi

200gr di fichi secchi

200gr di ciliegie fresche, snocciolate

200gr di prugne, snocciolate

150gr di uva passa

3 grandi mele grattugiate

3 cucchiai di amido di mais

1 cucchiaino di cannella macinata

1 cucchiaio di chiodi di garofano

3 cucchiai di miele

1 limone spremuto

3 tazze di acqua

Preparazione:

Unire tutti gli ingredienti in una pentola profonda. aggiungere circa 3-4 tazze di acqua (in base a quanto liquido si desidera). Portare ad ebollizione e poi abbassate il fuoco al minimo. Fate cuocere per 20 minuti, o fino a quando la frutta è tenera.

Valori nutrizionali per porzione: calorie: 215, proteine: 2,2g, carboidrati: 55,6g, grassi: 0,8 g

50. Omelette con funghi e basilico

Ingredienti:

1 tazza di funghi champignon, tritati

6 grandi uova sbattute

2 spicchi d'aglio schiacciati,

1 piccola cipolla, tritata finemente

3 cucchiai di latte scremato

1 cucchiaio di olio extravergine di oliva

½ cucchiaino di rosmarino fresco tritato finemente

½ cucchiaino di sale

¼ cucchiaino di pepe nero macinato

Preparazione:

Unire le uova, il latte, il sale e il pepe in una terrina. Sbattere con una forchetta per mescolare e mettere da parte.

Riscaldare l'olio in una grande casseruola a fuoco medio alto. Aggiungere l'aglio e la cipolla e soffriggere per 3 minuti. Aggiungere ora i funghi tritati e far cuocere fino a quando gli ingredienti sono morbidi e caldi. Versare il composto di uova e mescolare bene. Cuocere per 5 minuti, o fino a quando le uova si sono rassodate. Mescolare con un cucchiaio di legno, strapazzare sul fondo della una pentola e cuocere per 5 minuti, o fino a quando le uova sono pronte.

Valori nutrizionali per porzione: calorie: 207, proteine: 14,2g, carboidrati: 5,4 g, grassi: 14,7g

51. Crema di cavolini di Bruxelles

Ingredienti:

450 gr di cavolini di Bruxelles freschi, tagliati a metà

200gr di spinaci freschi, tagliuzzati

1 cucchiaino di sale da cucina

1 tazza di latte intero

3 cucchiai di panna acida

1 cucchiaio di sedano fresco tritato finemente

2 tazze di acqua

1 cucchiaio di burro

Preparazione:

Sciogliere il burro in una grande padella a fuoco medio alto. Aggiungere gli spinaci ed i cavoli di Bruxelles e circa 2 cucchiai di acqua per evitare che si attacchino alla pentola. Cospargere con un po' di sale e cuocere per 3-4 minuti, o fino a che si sono leggermente ammorbiditi.

Aggiungere ora il latte, la panna acida, il sedano, e l'acqua. Portare ad ebollizione, poi abbassare il fuoco al minimo e far cuocere il tutto, con il coperchio, per circa 15-20 minuti   Togliere dal fuoco e lasciate raffreddare per un po'. Trasferire il composto in un frullatore e frullare fino a che il composto è liscio. Riscaldare la crema e servire.

Valori nutrizionali per porzione: calorie: 194, proteine: 10,2g, carboidrati: 21,7g, grassi: 9,8g

52.   Stufato di manzo con melanzane

Ingredienti:

300gr di collo di manzo, o un altro taglio tenero, tagliato a bocconcini

1 melanzana grande affettata

2 tazze di pomodori rosolati al fuoco

½ tazza di piselli freschi

1 tazza di brodo di manzo

4 cucchiai di olio d'oliva

2 cucchiai di concentrato di pomodoro

1 cucchiaio di pepe di Cayenna macinato

½ cucchiaino di peperoncino macinato (opzionale)

½ cucchiaino di sale

formaggio Parmigiano

Preparazione:

Ungere il fondo di una pentola profonda con olio di oliva. Versarvi tutti gli ingredienti ed aggiungere circa una tazza o una tazza e mezza di acqua. Portare ad ebollizione e poi abbassare il fuoco al minimo. Coprire con un coperchio e far cuocere per circa 2 ore, o fino a quando la carne è morbida.

Se lo gradite potete cospargere di parmigiano prima di servire.

Valori nutrizionali per porzione: calorie: 195, proteine: 15,3g, carboidrati: 9,6g, grassi: 11,1g

53.   Frullato di avocado e tè verde

Ingredienti:

1 tazza di yogurt greco

½ tazza di avocado pelato

1 cucchiaino di tè verde, (1 bustina di tè)

1 cucchiaio di miele grezzo

2 cucchiai di acqua calda

1 cucchiaio di menta

Preparazione:

Unire tè all'acqua calda in una piccola tazza o una ciotola. Lasciare in infusione per 2 minuti.

Nel frattempo, unire tutti gli altri ingredienti, tranne la menta e aggiungere la miscela di tè. Frullare fino ad amalgamare e versare in contenitori di vetro. Mettete in frigo per 1 ora e guarnire con menta prima di servire.

Valori nutrizionali per porzione: calorie: 176, proteine: 9,9g, carboidrati: 15,7g, grassi: 9,0g

54.   Cavoli ripieni

Ingredienti:

Circa 700gr di cavoli cotti al vapore

450gr di carne macinata magra

2 piccole cipolle, tritate finemente

½ tazza riso a grani lunghi

2 cucchiai di olio d'oliva

1 cucchiaino di sale

½ cucchiaino di pepe nero, macinato fresco

1 cucchiaino di foglie di menta tritata finemente

Preparazione:

Fate bollire dell'acqua in una grande pentola e immergetevi delicatamente le verdure. Lasciare sul fuoco per 2-3 minuti. Scolare, premere delicatamente le verdure e mettere da parte.

In una grande ciotola unire la carne macinata con le cipolle tritate, il riso, il sale, il pepe e le foglie di menta.

Ungere con un po' d'olio il fondo di una pentola dal fondo spesso. Disporre le foglie sulla vostra superficie di lavoro con le venature rivolte in alto. Mettere 1 cucchiaio di miscela a base di carne e posizionarlo in al centro di ogni foglia. Piegare i lati verso l'alto e arrotolare. Stringere bene ai lati e mettere delicata in un piatto.

Coprire con un coperchio e cuocere per 1 ora. Aggiungere più acqua se necessario, durante la cottura.

Togliere dal fuoco e servire.

Valori nutrizionali per porzione: calorie: 156, proteine: 5,2g, carboidrati: 21,0g, grassi: 7,4g

55.   Insalata di tonno al limone

Ingredienti:

1 scatoletta di tonno, tritato

4 cucchiai di succo di limone appena spremuto

¼ di tazza di crema di formaggio

1 cucchiaio di basilico fresco tritato finemente

3 cucchiai di olio extravergine d'oliva

1 tazza di lattuga iceberg tagliata a pezzetti grandi

1 cucchiaino di sale

¼ cucchiaino di pepe nero macinato

¼ cucchiaino di peperoncino

Preparazione:

Riscaldare l'olio in una grande padella antiaderente a fuoco medio alto. Aggiungere il tonno, il succo di limone, e cospargere con basilico, sale, pepe nero e peperoncino. Mescolare bene e cuocere per 2 minuti.

Nel frattempo, mettete la lattuga e il basilico in una ciotola capiente. Rimuovere il tonno dal fuoco e trasferire il composto in una ciotola direttamente dalla padella con tutto il sugo. Incorporare la crema di formaggio e servire subito.

Valori nutrizionali per porzione: calorie: 460, proteine: 26,3g, carboidrati: 2,6 g, grassi: 38,6g

56.   Pollo intero e stufato di verdure

Ingredienti:

1 pollo intero (circa 1kg e 300gr)

300gr di broccoli freschi

200gr di cime di cavolfiore

1 grossa cipolla, tritata finemente

1 grossa patata, pelata e tritata

3 carote medie a fette

1 grosso pomodoro, pelato e tritato

Una manciata di fagiolini interi

Una manciata di prezzemolo fresco tritato

¼ di tazza di olio extra vergine di oliva

2 cucchiaini di sale

½ cucchiaino di pepe nero, macinato fresco

1 cucchiaio di pepe di Cayenna macinato

Preparazione:

Riscaldare il forno a circa 200 gradi.

Pulire il pollo cospargere abbondantemente con un po' di sale. Mettere da parte.

Riscaldare l'olio in una grande padella a fuoco medio alto. Aggiungere la cipolla e soffriggere per 3-4 minuti, o fino a doratura. Aggiungere la carota e continuare la cottura per altri 5 minuti.

A questo punto aggiungere i broccoli, i cavolfiori, le patate, i pomodori, i fagioli e il prezzemolo. Mescolare il tutto per bene e cuocere per 2-3 minuti. Trasferire tutto in una grande teglia e disporre sopra il pollo. Cospargere con un po 'di pepe di Cayenna, pepe nero ed infornare.

Cuocere in forno per circa 10-15 minuti, poi abbassate la fiamma a 170 gradi. Cuocere in forno per circa 45-50 minuti, o fino a cottura ultimata.

Valori nutrizionali per porzione: calorie: 290, proteine: 31,2g, carboidrati: 39,4g, grassi: 6,5g

57. Trota grigliata mediterranea

Ingredienti:

100 gr circa di trota fresca, pulito

¼ di tazza di prezzemolo, tritato finemente

2 spicchi d'aglio schiacciati,

¼ di tazza di succo di limone, appena spremuto

½ cucchiaino di paprika affumicata

1 cucchiaio di rosmarino fresco, tritato finemente

½ cucchiaino di peperoncino macinato

½ cucchiaino di pepe nero, macinato fresco

¼ di tazza di olio d'oliva

Preparazione:

Mescolare il prezzemolo, l'aglio, il peperoncino, la paprika, il succo di limone e l'olio di oliva in una grande ciotola. Immergere il pesce in questa marinata e coprirlo bene. Mettere da parte per 1 ora per permettere ai sapori di penetrare nel pesce.

Togliere il pesce dal frigorifero e riscaldare il tegame a griglia. Posizionare il pesce sulla griglia per circa 3 a 4 minuti per ogni lato.

Togliere il pesce dalla griglia, trasferire su un piatto di portata e servire con limone o verdure a scelta.

Valori nutrizionali per porzione: calorie: 143, proteine: 21,5g, carboidrati: 0,6 g, grassi: 7,7 g

58.   Salmone al pesto di coriandolo

Ingredienti:

450gr di filetti di salmone tagliato a bocconcini

1 tazza di coriandolo fresco, tritato finemente

5 cucchiai di olio d'oliva

2 spicchi d'aglio tritati

4 cucchiai di parmigiano grattugiato

3 cucchiai di mandorle, tritate a grandi pezzi

½ cucchiaino di sale da cucina

Preparazione:

Riscaldare 1 cucchiaio di olio in una grande casseruola a fuoco medio alto. Aggiungere 1 spicchio d'aglio tritato e soffriggere per 2 minuti. A questo punto aggiungere la carne e far cuocere per circa 5-7 minuti, o fino al giusto grado di cottura. Mettere da parte.

Nel frattempo unire l'aglio rimanente, il coriandolo, il formaggio, le mandorle, ed il sale da cucina in un frullatore. Frullare per 1 minuto, poi aggiungere gradualmente l'olio e frullare fino a quando risulta amalgamato.

Disporre un cucchiaio di pesto sopra il salmone, o mettere in una piccola ciotola per immergervi i pezzetti di salmone.

Valori nutrizionali per porzione: calorie: 465, proteine: 33,5g, carboidrati: 2,4 g, grassi: 37,4g

59.   Porcini ripieni

Ingredienti:

6 grandi funghi porcini,

½ tazza di basilico fresco, tritato finemente

1 tazza di rucola fresca tritato

4 cucchiai di prezzemolo fresco tritato

4 cucchiai di parmigiano

2 spicchi d'aglio, tritati

50gr di pomodorini secchi

¼ di tazza di olio d'oliva

¼ cucchiaino di pepe nero macinato

½ cucchiaino di sale da cucina

Preparazione:

Riscaldare il forno a 200 gradi.

Pulire gli steli dei funghi e togliere per quanto possibile le lamelle in modo da creare una piccola coppa.

Riscaldare il grill a media temperatura. Mettere i funghi sul grill per 3 minuti su ogni lato. Rimuovere dalla griglia e mettere da parte.

Nel frattempo, unire la rucola, il basilico, il formaggio, i pomodori, l'aglio, l'olio, il pepe ed il sale in un frullatore. Frullare fino ad ottenere un composto amalgamato.

A questo punto mettere un cucchiaio di composto nel cappello dei funghi. Mettere un po' di carta da forno su una grande teglia e disporvi i funghi ripieni. Mettere in forno per 2-3 minuti, o fino a quando il formaggio si scioglie. Togliere dal forno e servire subito.

Valori nutrizionali per porzione: calorie: 192, proteine: 4,9g, carboidrati: 4,0g, grassi: 18,9g

60.   Frullato di cavolo e mirtilli

Ingredienti:

½ tazza di mirtilli surgelati

½ tazza di cavolo fresco, tritato a grandi pezzi

½ tazza di cavolo rosso tritato

1 tazza di acqua

Preparazione:

Unire tutti gli ingredienti in un frullatore e frullare fino ad ottenere un composto uniforme. Trasferire il composto in contenitori di vetro ed aggiungere un paio di cubetti di ghiaccio oppure tenere in frigorifero prima di servire.

Valori nutrizionali per porzione: calorie: 33, proteine: 1,0 g, carboidrati: 8,0g, grassi: 0,1 g

61. Merluzzo al forno

Ingredienti:

450gr di filetti merluzzo, senza pelle e senza osso

1 cucchiaino di sale da cucina

½ cucchiaino di pepe nero macinato

3 cucchiai di olio d'oliva

1 cucchiaio di aceto

1 tazza di spinaci, tagliati a pezzettini

Preparazione:

Riscaldare il forno a 180 gradi.

Mettere gli spinaci in una pentola di acqua bollente. Cuocere fino a quando si ammorbidiscono. Togliere dal fuoco e scolare bene. Mettere da parte a raffreddare.

Unire l'aceto, il sale, il pepe e 2 cucchiai di olio d'oliva in una ciotola.

Mettere un po' di carta da forno su una grande teglia da forno. Ungere con l'olio rimasto e posizionare il pesce. Cospargere con un po' di sale e mettere in forno. Cuocere per circa 10-12 minuti, quindi aggiungere gli spinaci.

Cospargere il tutto con il condimento e cuocere per altri 3-4 minuti. Togliere dal forno e lasciate raffreddare per un po'.

Valori nutrizionali per porzione: calorie: 283, proteine: 34,9g, carboidrati: 0,6 g, grassi: 15,3g

62. Fagiolini e funghi

Ingredienti:

450gr di fagiolini tritati

1 tazza di funghi champignon tritati

2 cucchiai di prezzemolo fresco tritato

1 cipolla di medie dimensioni tritati

2 cucchiai di olio d'oliva

½ cucchiaino di sale

¼ cucchiaino di pepe nero macinato

Preparazione:

Mettere i fagioli in una pentola di acqua bollente e cuocere per circa 10 minuti, o fino a quando sono morbidi. Togliere dal fuoco e colare. Mettere da parte.

Riscaldare l'olio in una grande casseruola a fuoco medio alto. Aggiungere la cipolla e soffriggere per 3 minuti. A questo punto aggiungere i funghi e cospargere con prezzemolo, sale e pepe. Aggiungere circa 3-4 cucchiai d'acqua per evitare che i funghi si attacchino alla padella e cuocere per 5 minuti. Aggiungere i fagioli e mescolate tutto ed amalgamare. Fate cuocere per altri 2-3 minuti.

Cospargere con ancora un po' sale e pepe, se necessario. Togliere dal fuoco e servire.

Valori nutrizionali per porzione: calorie: 148, proteine: 4,0g, carboidrati: 15,2g, grassi: 9,7g

63. Fiocchi d'avena mele e cannella

Ingredienti:

1 tazza di fiocchi d'avena

1 tazza di latte di mandorla

¼ di tazza di prugne secche, tritate finemente

1 mela di medie dimensioni grattugiata

½ cucchiaino di cannella macinata

1 cucchiaio di miele

Preparazione:

Mettere i fiocchi d'avena in una ciotola di medie dimensioni. Aggiungete il latte, le prugne, la cannella ed il miele. Lasciate in ammollo per circa 10-15 minuti. Aggiungere ora la mela tritata e mescolate tutto per amalgamare e servire.

Valori nutrizionali per porzione: calorie: 382, proteine: 6,0 g, carboidrati: 48,3g, grassi: 21,0g

64. Insalata di lenticchie al limone

Ingredienti:

1 tazza di lenticchie precotte

3 tazze di brodo vegetale

2 tazze di rucola fresca tritata

½ tazza di cipolle verdi tritate

¼ di tazza di succo di limone, appena spremuto

3 cucchiai di coriandolo fresco tritato finemente

1 cucchiaino di menta fresca tritata finemente

½ cucchiaino di sale dell'Himalaya

¼ cucchiaino di pepe nero macinato

Preparazione:

Unire lenticchie e brodo vegetale in una pentola profonda. Portare ad ebollizione e poi abbassate il fuoco al minimo. Coprire con un coperchio e far cuocere per circa 50 minuti, o fino a quando le lenticchie si sono ammorbidite. Togliere dal fuoco e colare bene. Versare in una ciotola grande.

Incorporate il succo di limone, le cipolle, il coriandolo, il pepe e il sale dell'Himalaya. Disporre un po' di rucola su un piatto di portata, condire l'insalata e servire.

Valori nutrizionali per porzione: calorie: 139, proteine: 11,1g, carboidrati: 20,9g, grassi: 1,2 g

65. Spaghetti ai funghi in salsa di pomodoro

Ingredienti:

circa 250gr di funghi champignon tritati

280gr di spaghetti

2 spicchi d'aglio schiacciati,

450gr di pomodori tagliati a dadini

½ cucchiaino di peperoncino macinato

1 piccola cipolla tritata finemente

2 cucchiai di olio vegetale

2 cucchiai di prezzemolo fresco tritato

½ cucchiaino di sale

¼ cucchiaino di pepe nero macinato

Preparazione:

Preparare gli spaghetti seguendo le istruzioni del pacchetto. Colare bene e mettere da parte.

Riscaldare l'olio in una grande casseruola a fuoco alto. Aggiungere i funghi e lasciar cuocere per circa 3-4 minuti, o fino a quando sono leggermente ammorbiditi.

Aggiungere l'aglio e il prezzemolo e continuare la cottura per un altro minuto. Trasferire tutto in una ciotola e tenere da parte la padella.

Versare in padella le cipolle e soffriggere fino a doratura. Aggiungere i pomodori e cospargere con un po' di peperoncino e sale. Far cuocere per circa 10-12 minuti, o fino a quando il sugo si addensa.

Versare la salsa di pomodoro in una ciotola con gli spaghetti e coprire con i funghi.

Valori nutrizionali per porzione: calorie: 205, proteine: 7,4g, carboidrati: 31,6g, grassi: 5,9g

66.   Pollo con miele e mostarda

Ingredienti:

450gr di petti di pollo tagliati a fette sottili

3 cucchiai di miele grezzo

3 cucchiai di senape

1 cucchiaino di basilico essiccato macinato

½ cucchiaino di sale da cucina

¼ cucchiaino di pepe rosso macinato

Preparazione:

Riscaldare il forno a 180 gradi circa.

In una ciotola unire la carne, il sale e il pepe. Impastare la carne.

Mescolare la senape, il miele e il basilico. Aggiungere un pizzico di sale e mescolare bene. Mettere da parte.

Posizionare un foglio di alluminio sul fondo di una grande teglia. Stendere la carne e versare con un cucchiaio circa la metà della miscela di senape. Mettere in forno e cuocere per circa 25-30 minuti. A questo punto girare la carne e spargere l'altra metà della miscela. Cuocere per 15 minuti, o fino a cottura ultimata. Togliere dal forno e lasciare raffreddare per un po' prima di servire.

Valori nutrizionali per porzione: calorie: 365, proteine: 44,6g, carboidrati: 18,9g, grassi: 11,8g

67.   Frullato di zenzero e datteri

Ingredienti:

1 tazza di latte scremato

½ tazza di datteri snocciolati

¼ cucchiaino di zenzero macinato

¼ cucchiaino di noce moscata macinata

¼ cucchiaino di cannella macinata

Preparazione:

Unire tutti gli ingredienti in un frullatore e frullare fino ad ottenere un composto ben liscio. Versare in contenitori di vetro in frigorifero per almeno 30 minuti prima di servire.

Valori nutrizionali per porzione: calorie: 173, proteine: 5,1 g, carboidrati: 39,9g, grassi: 0,3 g

68.   Zuppa di tacchino e broccoli

Ingredienti:

450gr di filetti di tacchino tagliati a bocconcini

280gr di broccoli tritati

4 tazze di brodo vegetale

1 tazza di latte scremato

1 cucchiaio di burro

½ tazza di formaggio cheddar

¼ di cucchiaino di sale

¼ cucchiaino di pepe nero macinato

Preparazione:

Mettere i broccoli in una pentola di acqua bollente e lasciar cuocere finché sono teneri. Togliere dal fuoco e colare bene. Trasferire in un frullatore e aggiungere il latte. Cospargere con un po' di sale e pepe e frullare fino a ottenere una crema. Mettere da parte.

Sciogliere il burro in una grande casseruola a fuoco medio alto. Aggiungere la cipolla e soffriggere fino a doratura. A questo punto aggiungere il tacchino e cuocere per 5-7 minuti, fino a doratura. Togliere dal fuoco e mettere da parte.

Versare il brodo vegetale in una pentola profonda e portare ad ebollizione. Aggiungere la carne e la miscela di broccoli. Cuocere per 5 minuti e mantecare con il formaggio. Togliere dal fuoco e mettere da parte a raffreddare per un po' prima di servire.

Valori nutrizionali per porzione: calorie: 164, proteine: 20,6g, carboidrati: 4,4g, grassi: 6,8 g

69.   Insalata di anguria e spinaci

Ingredienti:

2 tazze di anguria senza semi

2 tazze di spinaci freschi, tritate a grandi pezzi

½ tazza di formaggio feta, sbriciolato

1 piccola cipolla rossa tritata

4 cucchiai di aceto di vino rosso

1 cucchiaio di olio extravergine di oliva

1 cucchiaio di menta fresca tritata

¼ di cucchiaino di sale rosa dell'Himalaya

¼ cucchiaino di pepe nero macinato

Preparazione:

In una ciotola mescolare l'aceto, l'olio d'oliva, la menta, il sale e pepe. Mescolare bene, o chiudere il coperchio e agitare per mescolare. Mettere da parte.

Unire l'anguria, gli spinaci, la cipolla ed il formaggio in una grande ciotola. Irrorare con la marinata fatta in precedenza e versare a ricoprire bene il tutto. Mettete in frigo per 1 ora prima di servire e gustare!

Valori nutrizionali per porzione: calorie: 156, proteine: 5,1 g, carboidrati: 12,0g, grassi: 10,2g

70.   Omelette con parmigiano

Ingredienti:

4 uova grandi

¼ di tazza di parmigiano grattugiato

1 cucchiaio di prezzemolo fresco tritato

1 cucchiaio di basilico fresco tritato finemente

2 cucchiaini di burro

½ cucchiaino di sale kosher

¼ cucchiaino di pepe nero macinato

Preparazione:

Frullare tutti gli ingredienti in una grande ciotola e mettere da parte.

Sciogliere il burro in una padella da frittura di medie dimensioni a fuoco medio alto. Versare il composto di uova e cuocere per 4 minuti. A questo punto capovolgere la frittata e cuocere per altri 2 minuti. Togliere dal fuoco e ripiegare la frittata prima di servire.

Valori nutrizionali per porzione: calorie: 448, proteine: 33.4g, carboidrati: 3.1g, grassi: 34.6g

ALTRI TITOLI DELLO STESSO AUTORE

70 Ricette efficaci per prevenire e risolvere i vostri problemi di sovrappeso: bruciate velocemente le calorie con una dieta appropriata ed una alimentazione intelligente

Di

Joe Correa CSN

48 Ricette per risolvere i problemi di acne: un modo veloce e naturale per porre fine ai vostri problemi di acne in meno di 10 giorni!

Di

Joe Correa CSN

70 Ricette efficaci contro il cancro al seno: per prevenire e combattere il cancro al seno con una alimentazione intelligente e cibi efficaci.

By

Joe Correa CSN